Wiem BARBARIA

Doença da membrana hialina em recém-nascidos de termo

Wiem BARBARIA

Doença da membrana hialina em recém-nascidos de termo

Mito ou realidade?

Imprint
Any brand names and product names mentioned in this book are subject to trademark, brand or patent protection and are trademarks or registered trademarks of their respective holders. The use of brand names, product names, common names, trade names, product descriptions etc. even without a particular marking in this work is in no way to be construed to mean that such names may be regarded as unrestricted in respect of trademark and brand protection legislation and could thus be used by anyone.

Cover image: www.ingimage.com

This book is a translation from the original published under ISBN 978-620-6-71247-3.

Publisher:
Sciencia Scripts
is a trademark of
Dodo Books Indian Ocean Ltd. and OmniScriptum S.R.L publishing group

120 High Road, East Finchley, London, N2 9ED, United Kingdom
Str. Armeneasca 28/1, office 1, Chisinau MD-2012, Republic of Moldova, Europe
Printed at: see last page
ISBN: 978-620-7-65476-5

ÍNDICE DE CONTEÚDOS

INTRODUÇÃO

A doença da membrana hialina é uma doença respiratória caracterizada por uma insuficiência qualitativa ou quantitativa de surfactante pulmonar [1]. A deficiência de surfactante é uma entidade bem conhecida nos recém-nascidos prematuros, mas permanece pouco conhecida ou mesmo negada nos recém-nascidos com idade gestacional superior ou igual a 37 semanas de gestação. No entanto, vários estudos e publicações referem a existência de patologia respiratória com características clínicas, radiológicas e mesmo biológicas do MMH em recém-nascidos de termo. O diagnóstico é baseado em critérios clínicos e radiológicos [2]. A gestão dos cuidados intensivos dos recém-nascidos de termo que apresentam síndrome de dificuldade respiratória deve ter em conta a possibilidade de um diagnóstico de HMM, de modo a evitar um diagnóstico tardio e, consequentemente, uma gestão tardia, que pode por vezes ser fatal. De facto, a administração precoce de surfactante exógeno pode melhorar o prognóstico destes bebés, que geralmente nascem com dificuldade respiratória grave. Certas circunstâncias podem favorecer o aparecimento desta doença em recém-nascidos de termo. O sexo masculino, o modo de parto e a cesariana antes do início do trabalho de parto têm sido incriminados [3,4].

Os objectivos do nosso estudo foram:

1- Determinar o perfil epidemiológico, clínico e evolutivo da angústia respiratória associada à doença da membrana hialina em recém-nascidos de termo.

2- Identificar os factores que predispõem a esta patologia, a fim de estabelecer uma estratégia de diagnóstico, de cuidados e de prevenção.

MÉTODOS

1- Tipo de estudo

Realizámos um estudo descritivo retrospetivo na unidade de neonatologia e de cuidados intensivos neonatais do principal hospital de formação militar em Tunes. Trata-se de uma maternidade de nível 3.

2- Estudo de população

Recolhemos os recém-nascidos que apresentavam dificuldades respiratórias cujo diagnóstico etiológico retido era HM, admitidos no nosso serviço durante um período de 3 anos, entre 1er de janeiro de 2014 e 31 de dezembro de 2016. Os recém-nascidos admitidos na sala de partos do serviço de ginecologia-obstetrícia do principal hospital de formação militar de Tunes são designados "In born". Os recém-nascidos "out born" são transferidos para o nosso serviço a partir de outro estabelecimento de saúde público ou privado, após acordo telefónico prévio.

2-1- Critérios de inclusão

Durante o período do estudo, foram incluídos todos os recém-nascidos cuja idade gestacional era maior ou igual a 37 semanas completas de amenorreia, estabelecida pelo cálculo teórico do termo a partir do primeiro dia do último período menstrual ou a partir dos dados do exame ultrassonográfico precoce realizado antes das 12 semanas de amenorreia, sempre que este exame fosse realizado.

A clínica do termo à nascença por critérios morfológicos foi utilizada como critério secundário para avaliar o termo.

2-2- Critérios de não-inclusão

O nosso estudo não incluiu todos os recém-nascidos cuja idade gestacional era estritamente inferior a 37 semanas de amenorreia por cálculo teórico do termo ou por estimativa baseada em critérios morfológicos, nem todos os recém-nascidos com uma patologia malformativa diagnosticada ante ou pós-natal.

3- Critérios de diagnóstico para a doença da membrana hialina

3-1- Critérios clínicos

O diagnóstico de HMM foi feito sempre que o recém-nascido apresentava dificuldade respiratória de início precoce com sinais de retração desde a primeira hora de vida, com agravamento progressivo da dependência de oxigénio associado ou não a cianose. As hemoculturas das primeiras 72 horas foram negativas.

3-2- Critérios radiológicos

O diagnóstico de HMM foi feito através de uma radiografia frontal do tórax.

se pelo menos dois dos seguintes sinais estiverem presentes:

- Baixa expansão pulmonar

- Síndrome alveolar difusa com uma redução homogénea da transparência do parênquima pulmonar

- Um broncograma aéreo

4- Recolha de dados clínicos

Consultámos os registos médicos dos recém-nascidos admitidos no nosso serviço durante o período do estudo e preenchemos um formulário com as seguintes informações (Anexo 1):

- Dados relativos à mãe: idade, paridade e antecedentes patológicos
- Dados relativos à evolução e ao acompanhamento da gravidez
- Dados relativos ao parto
- Dados relativos ao recém-nascido :
- Exame na sala de partos: Apgar (Anexo 2) e pontuação Silvermann (Anexo 3)

- Cuidados na sala de parto para pacientes nascidos
- Gestão da unidade de cuidados intensivos
- Evolução e futuro

5- Definições

5-1- Pobreza

Uma paucipare é uma mulher que deu à luz dois ou três recém-nascidos. nascidos com uma idade gestacional maior ou igual a 28 SA.

5-2- Multiparidade

Considerou-se como mulher multípara qualquer mulher que tivesse dado à luz quatro ou mais bebés com uma idade gestacional superior a 28 semanas.

5-3- Rutura prematura das membranas

O diagnóstico de RPM era evocado sempre que a parturiente referia um corrimento vaginal líquido, o pH vaginal era alcalino após o corrimento e a ecografia mostrava uma diminuição da quantidade de líquido amniótico em comparação com as ecografias anteriores.

5-4- Febre

Definimos febre materna como qualquer parturiente cuja temperatura rectal fosse superior a 38,5°C durante o trabalho de parto ou 6 horas após o parto. Nos recém-nascidos, a hipertermia foi definida como uma temperatura rectal superior a 38°C.

5-5- Macrossomia

Os recém-nascidos macrossómicos são aqueles cujo peso à nascença foi rigorosamente superior a 4000g.

5-6- Retardo de crescimento intrauterino

O atraso no crescimento intrauterino foi definido como um peso à nascença inferior ao percentil $10^{\text{ème}}$ de acordo com as curvas de referência de Leroy e Lefort.

5-7- Desenvolvimento intrauterino excessivo

O excesso de desenvolvimento intrauterino foi definido como um peso à nascença de superior ao percentil $97^{\text{ème}}$ de acordo com as curvas de referência de Leroy e Lefort.

5-8- Eutrofia

Um recém-nascido era eutrófico quando o seu peso à nascença se situava entre os percentis 10ème e 97ème .

5-9- Hipertensão arterial pulmonar :

O diagnóstico de HAP foi feito em recém-nascidos respiratoriamente instáveis, com elevadas necessidades de oxigénio e com uma diferença de saturação superior a 15% entre os níveis supraductal e subductal. O diagnóstico foi confirmado por ecografia cardíaca sempre que a pressão arterial sistémica medida no tronco da artéria pulmonar era superior a 50 mmHg.

5-10- Perturbações hemodinâmicas :

O estado hemodinâmico dos recém-nascidos era alterado se o tempo de recoloração fosse prolongado para além de 3 segundos, associado a taquicardia com ou sem oligúria.

5-11- Infecções associadas aos cuidados de saúde :

Suspeitámos de infeção associada aos cuidados de saúde em recém-nascidos que apresentavam uma alteração da tez, problemas hemodinâmicos para além de 48 horas após a admissão, hemogramas anormais com ou sem proteína C-reactiva elevada, ou culturas positivas de amostras ou próteses periféricas ou centrais.

6- Estatísticas de análise

Os dados foram analisados com recurso ao software estatístico SPSS versão 17.0. As variáveis categóricas foram descritas em termos de números e percentagens, e as variáveis qualitativas foram descritas em termos de números e percentagens. as variáveis quantitativas contínuas pela média ± desvio padrão.

7- Considerações éticas e conflitos de interesses

Respeitámos todas as considerações éticas e não comunicámos qualquer conflito de interesses.

RESULTADOS

Perfil epidemiológico, clínico e evolutivo da doença das membranas hialinas em recém-nascidos de termo   Resultados

1- Estudo epidemiológico
1-1 Frequência :

A unidade de neonatologia e de cuidados intensivos neonatais do HMPIT registou 272 admissões de recém-nascidos de termo com dificuldade respiratória neonatal durante o período de estudo. O diagnóstico de HMM foi feito em 34 dessas admissões, o que representa uma frequência de 12,5%. A distribuição das admissões é apresentada na tabela 1.

Tabela I: Distribuição dos internamentos durante o período de estudo

Ano	Número de admissões	Número de NNAT*s	Número de NN** incluídos
2014	1184	117	12
2015	1154	53	09
2016	1009	102	13

* NNAT: recém-nascidos de termo, ** NN: recém-nascidos.

1-2- Dados
1-2-1- Idade materna

A idade média das mães foi de 33,18±4,6 anos, com extremos entre 27 e 43 anos. A faixa etária mais comum foi entre 27 e 34 anos (Figura 1).

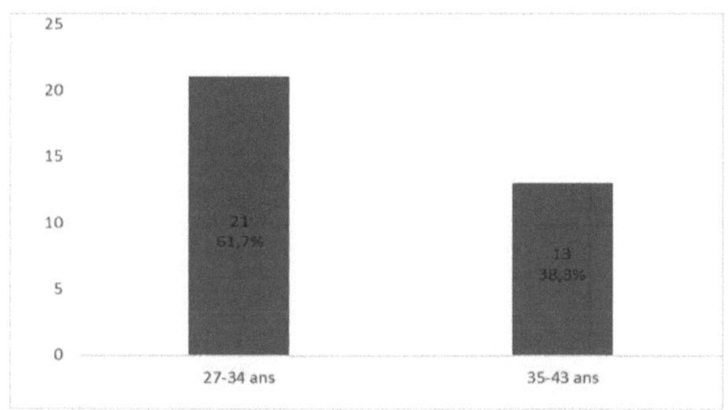

Figura 1: Repartição das mães por grupo etário

1-2-2- Paridade

A paridade média foi de 2,56±1,02 com extremos entre 1 e 5. A maioria das mulheres era pobre (Figura 2).

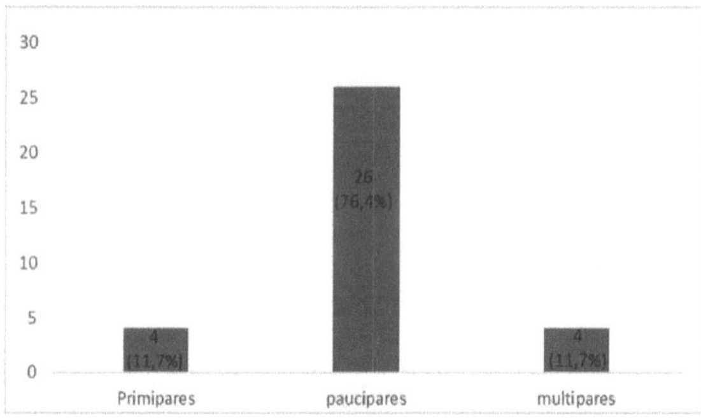

Figura 2: Distribuição das mães por paridade

1-2-3- Patologia materna

A maioria das mulheres não tinha um historial médico específico. Quatro tinham hipotiroidismo e duas tinham diabetes tipo 1. Apenas uma das seguintes doenças foi registada: asma, hepatite B, hipertensão arterial e nódulo mamário (Tabela 2).

Quadro II: Repartição das patologias maternas

Patologia	Não patologias	Hipo doença da tiroide	Diabetes tipo 1	asma	Hepatite B	HTA*	Nódulo mamário
n	24	4	2	1	1	1	1
%	70,7%	11,8%	5,8%	2,9%	2,9%	2,9%	2,9%

*Hipertensão: tensão arterial elevada

1-2-4- Evolução e acompanhamento da gravidez

- Todas as gravidezes foram espontâneas, monocoriónicas e bem controladas.

- Todas as mulheres foram submetidas a um rastreio da diabetes gestacional. Esta estava presente em 7 mulheres.

- A tensão arterial elevada durante a gravidez foi detectada em apenas 3 mulheres.

- A terapêutica com corticosteróides pré-natais à base de dexametasona foi administrada a três mulheres, das quais apenas uma recebeu dois cursos completos e duas receberam um único curso.

- O líquido amniótico era claro em 32 mulheres. Uma mulher tinha líquido corado e uma mulher tinha líquido meconial.

- A rotura prematura das membranas foi detectada em três mulheres.
- O registo da frequência cardíaca fetal foi normal em todas as gravidezes, exceto num caso em que o traçado revelou taquicardia fetal.

- A febre materna de 38,8°C estava presente em apenas uma mulher.

1-3- Dados neonatais

1-3-1- Local de entrega

A maioria dos recém-nascidos incluídos no nosso estudo eram "nascidos fora", com uma frequência de 58,9%. A distribuição dos recém-nascidos de acordo com o local do parto é apresentada na Figura 3.

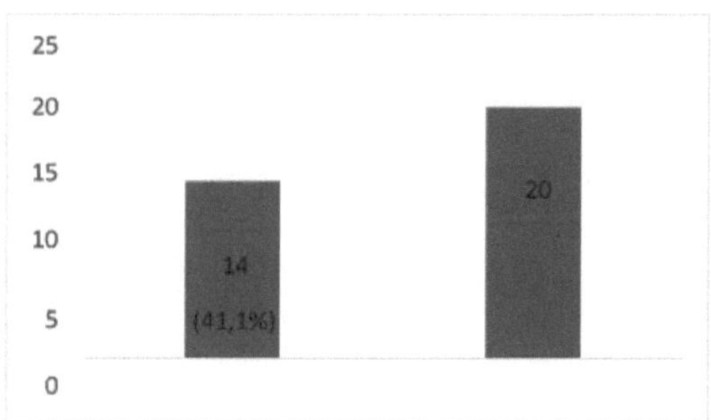

Figura 3: Distribuição dos recém-nascidos por local de parto

1-3-2- Repartição por género

Observámos um predomínio do sexo masculino nos RNAT admitidos no nosso serviço por dificuldade respiratória neonatal relacionada com a HM durante o período de estudo, com um rácio entre sexos de 1,6 (Figura 4).

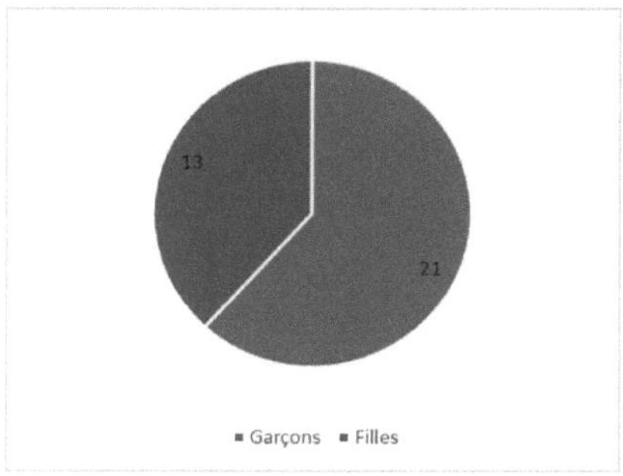

Figura 4: Repartição dos recém-nascidos por sexo

Esta predominância do sexo masculino verificou-se tanto para os bebés nascidos no país como para os nascidos fora dele (Figura 5).

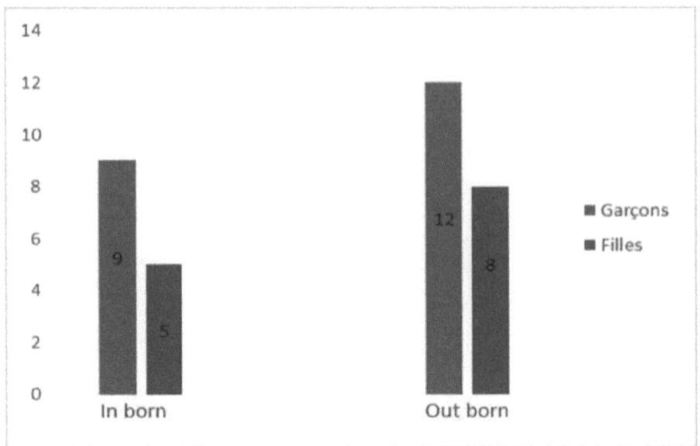

Figura 5: Distribuição dos géneros por local de nascimento

1-3-3- Idade gestacional ao nascimento

A idade gestacional média ao nascimento foi de 38,12±0,96 SA com extremos entre 37 e 41 SA. A distribuição dos nascimentos por idade gestacional é apresentada na tabela seguinte. figura 6.

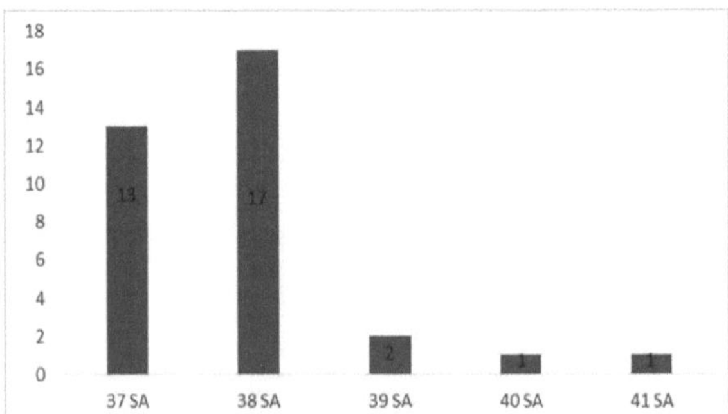

Figura 6: Distribuição dos nascimentos por idade gestacional

1-3-4- Modo de entrega

A maioria dos recém-nascidos nasceu por via vaginal. A cesariana a frio foi planeada em 28 mulheres. A cesariana de emergência foi indicada em 3 mulheres pelas seguintes razões: início espontâneo do trabalho de parto num útero cicatrizado, corioamniotite e pré-eclâmpsia grave. Apenas três mulheres tiveram um parto vaginal não-instrumental.

2- Estudo clínico

2-1- Apgar

Todos os recém-nascidos se adaptaram bem à vida fora do útero. O Apgar médio aos 5 minutos foi de 9,51±0,75 com extremos entre 7 e 10.

2-2- Peso à nascença

O peso médio à nascença foi de 3306±520 g com extremos entre 2170 e 4600 g. A macrossomia esteve presente em três recém-nascidos. Apenas dois bebés tinham um peso à nascença inferior a 2500 g. A maioria dos recém-nascidos era eutrófica. Cinco tiveram atraso de crescimento intrauterino e dois tiveram excesso de desenvolvimento intrauterino. A distribuição dos pesos ao nascer de acordo com a idade gestacional é apresentada na Figura 7.

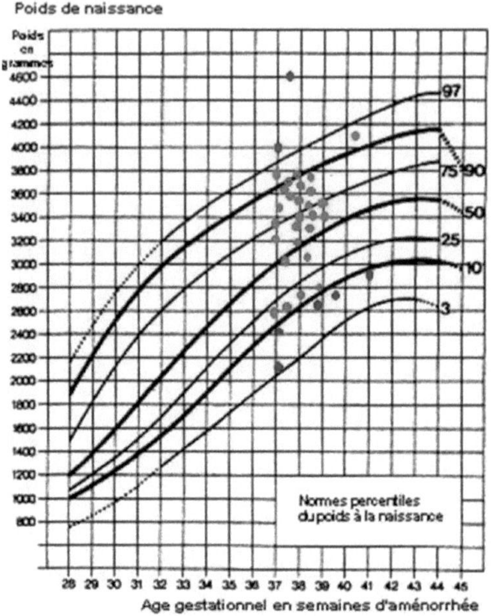

Figura 7: Distribuição dos pesos à nascença por idade gestacional.

2-3- Idade dos recém-nascidos no momento da admissão

A idade média dos recém-nascidos na admissão foi de 12,05±14,25 horas [1-48]. Os "out born" tinham uma idade de 19,15±14,43 horas [2-48]. A idade média de

"in born" foi de 1,57±1,09 [1-4].

2-4- Manifestações clínicas

- A dificuldade respiratória foi imediata em todos os recém-nascidos.

- A cianose esteve presente em 12 recém-nascidos (35,2%).

- A frequência respiratória média foi de 70,41±15,93 cpm [40-120].

- A pontuação média de Silvermann na admissão foi de 4,46±1,57 [2-6].

- A pontuação de Silvermann foi superior a 4 em 22 recém-nascidos (64,7%).

- A saturação transcutânea média de oxigénio na admissão medida pelo oxímetro de pulso foi de 87,08±12,48% [60-100%].

- Os distúrbios hemodinâmicos com um tempo de recoloração superior a 3 segundos estavam presentes em 13 recém-nascidos (38,2%).

- Manifestações neurológicas como a hipotonia estavam presentes em 4 recém-nascidos (11,7%).

- Quatro recém-nascidos tiveram problemas com a regulação da temperatura, incluindo 3 com hipertermia.

-

2-5- Imagiologia

Todos os recém-nascidos foram submetidos a uma radiografia de tórax de face inteira efectuada na unidade de cuidados intensivos, à cabeceira do doente. O tempo médio de obtenção das radiografias de tórax foi de 10,85±12,43 horas, com extremos entre 1 e 43 horas. A maioria das radiografias mostrou uma síndrome alveolar. O derrame gasoso intratorácico esteve presente em seis casos (Figura 8).

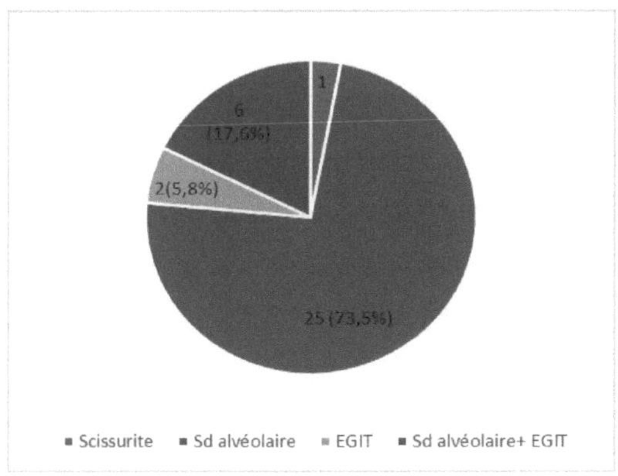

Figura 8: Achados radiográficos em recém-nascidos na admissão.

2-6- Gasometria sanguínea

Os gases sanguíneos foram medidos em todos os recém-nascidos. O tempo médio de realização das medições de gases sanguíneos foi de 14,59±15,08 horas, com extremos entre 0,5 e 50 horas. O pH médio na admissão foi de 7,32±0,10 [7,14-7,52]. A pressão parcial média de dióxido de carbono na admissão foi de 34,04±10,07 mmHg [19-62].

3- Disponível em

3-1- Tratamento sintomático

Todos os recém-nascidos tinham recebido oxigenoterapia inicial ou na primeira hora utilizando a cabina de Hood. As indicações foram polipneia em 8 recém-nascidos, sinais de luta em 24 e combinação de polipneia com sinais de luta em dois recém-nascidos. A duração média da oxigenoterapia com a campânula foi de 11,94±12,53 horas [0,5-47]. A ventilação nasal não invasiva foi indicada em 19 recém-nascidos. A idade média de utilização da VNI foi de 13,5±21,98 horas [0,5-96]. A duração média da VNI foi de 12,44±25,47 horas [1-114]. As indicações para VNI foram sinais persistentes de luta ou polipneia em 14 recém-nascidos e hipóxia em 5 recém-nascidos.
Todos os recém-nascidos receberam ventilação mecânica. A indicação ocorreu numa idade média de 16,88±14,46 horas [2-54].
A indicação mais frequente para ventilação mecânica foi a hipóxia com dessaturação em 55,9% dos casos. Foram observadas necessidades elevadas de oxigénio superiores a 40% em 20,6% dos recém-nascidos. Foram observados sinais persistentes de luta em 17,7% dos recém-nascidos e EGIT em 5,8%. A ventilação oscilatória de alta frequência foi indicada em 26,5% dos casos, com uma idade média de 49,77±18,84 horas [24-75]. A indicação foi hipoxemia refractária em todos os 25 casos. A duração média foi de

47,66±44,37 horas [9-144].

3-2- Tratamento

Todos os recém-nascidos foram tratados com surfactante exógeno por instilação através do tubo de intubação. O tratamento foi administrado com uma idade média de 21,85±17,39 horas [3-76]. Apenas dois recém-nascidos necessitaram de uma segunda instilação devido a um aumento das necessidades de oxigénio acima dos 40% doze horas após a primeira instilação.

4- Complicações :

4-1- Derrames gasosos torácicos intra-

A ocorrência de EGIT complicou o manejo de 32,3% dos recém-nascidos, sendo 16% de pneumotórax com necessidade de drenagem torácica. Pneumomediastino ocorreu em 16,3%. A EGIT foi associada à ventilação nasal não invasiva em 3 neonatos, à ventilação mecânica convencional em 4 neonatos e à oxigenoterapia Hood em 4 neonatos.

4-2- Hipertensão arterial pulmonar

A hipertensão arterial pulmonar foi encontrada em 58% dos casos. O uso de óxido nítrico inalatório foi indicado para todos os casos de HAP com idade média de 52,67±23,76 horas [52-90].

4-3- Perturbações hemodinâmicas

Em 70% dos casos, foram observadas perturbações hemodinâmicas com recurso a fármacos vasoactivos.

4-4- Infeção associada aos cuidados

A antibioticoterapia de largo espetro foi indicada em 30% dos recém-nascidos por suspeita de infeção associada aos cuidados de saúde. A confirmação bacteriológica foi obtida em 11,7% dos casos.

5- Evolução

- A duração média do internamento hospitalar foi de 10,17±7,6 dias [1-34].

- Em 64,7% dos recém-nascidos, a alta foi sem sequelas.

- As convulsões e a hipotonia foram registadas em 23,5% dos casos.

- Quatro recém-nascidos morreram de hipertensão pulmonar em 3 casos e DIC num caso, relacionados com uma infeção associada aos cuidados de saúde.

O MMH em recém-nascidos de termo é uma entidade real. Tem características clínicas, terapêuticas e de desenvolvimento específicas. O prognóstico é geralmente bom se a condição for tratada precocemente e a estratégia ventilatória for adaptada. No nosso estudo, a incidência da doença foi de 12,5%. A maioria dos recém-nascidos incluídos no nosso estudo eram "out born". O rácio entre os sexos foi de 1,6. A idade gestacional média foi de 38,12±0,96 SA. A diabetes gestacional esteve presente em 20,5% dos casos. A diabetes insulino-dependente anterior à gravidez estava presente em 5,8% das mulheres. A via de parto mais frequente foi a cesariana programada a frio fora do trabalho de parto em 82% dos casos. A idade média dos recém-nascidos na admissão foi de 12,05±14,25 horas. Os "out born" tinham 19,15±14,43 horas de idade. A idade média dos recém-nascidos foi de 1,57±1,09 horas. O desconforto respiratório foi imediato em todos os recém-nascidos, com cianose em 35,2% dos casos. A radiografia de tórax mostrou uma síndrome alveolar em 91,1% dos casos. A EGIT estava presente em 17,6% dos casos. Todos os recém-nascidos foram submetidos a ventilação mecânica com uma idade média de 16,88±14,46 horas, com tratamento com surfactante exógeno com uma idade média de 21,85±17,39 horas. O desfecho foi favorável em 88,2% dos casos, com 64% dos neonatos recebendo alta sem sequelas.Poucos estudos investigaram o MMH no recém-nascido a termo. Este facto pode ser explicado pela dificuldade em eliminar outras patologias com as mesmas características clínico-radiológicas do MMH. A alveolite infecciosa ou o desconforto respiratório transitório são mais facilmente evocados. As limitações do nosso trabalho foram a natureza retrospetiva do estudo, com falta de precisão em determinados dados dos registos médicos. A heterogeneidade da população estudada e a inclusão de recém-nascidos "out born" levou a um viés de seleção, resultando numa sobrestimação da frequência desta patologia no nosso serviço. Finalmente, a não disponibilidade de testes de maturação pulmonar fetal in utero no nosso estudo, que não são prática comum nos serviços de ginecologia em geral.

1- Fisiopatologia da doença da membrana hialina

O termo doença da membrana hialina refere-se ao aspeto histológico da patologia pulmonar mais comum nos recém-nascidos prematuros. Está associada a uma insuficiência qualitativa ou quantitativa de surfactante pulmonar. A deficiência de surfactante e a estrutura pulmonar imatura com alveolização reduzida no recém-nascido prematuro produzem instabilidade alveolar, edema hemorrágico, inflamação com necrose dos alvéolos, levando à formação de depósitos hialinos eosinofílicos característicos (membranas hialinas) que invadem os brônquios terminais e os ductos alveolares [1]. As membranas podem ser reabsorvidas e a doença é curada no dia 4ème ou 5ème. No entanto, o MMH ou as suas complicações respiratórias podem ser fatais em 2 a 3 dias como resultado de anóxia e acidose. O surfactante é segregado pelos pneumócitos do tipo 2. As primeiras inclusões lamelares (uma forma intracelular de secreção de surfactante pelos pneumócitos do tipo 2) aparecem em humanos entre 20 e 24 dias de gestação, mas só por volta dos 34-36 dias de gestação é que se tornam efetivamente funcionais, formando uma película em monocamada que reveste a superfície dos alvéolos pulmonares [6]. Trata-se de um complexo multimolecular constituído essencialmente por fosfolípidos, lípidos neutros e apoproteínas específicas. Os fosfolípidos são o suporte bioquímico da capacidade surfactante. A função das proteínas consiste em dirigir os fosfolípidos para a interface alveolar numa forma funcional eficaz, graças às interacções moleculares proteína-fosfolípido e proteína-proteína [6]. A maturação do surfactante está sujeita a uma regulação complexa através de certas hormonas, nomeadamente os glucocorticóides, e de interacções com as células mesenquimatosas [6]. As principais funções do surfactante são reduzir a tensão da interface, estabilizar os alvéolos de dimensões desiguais, evitar o colapso dos alvéolos e dos bronquíolos no final da expiração, reduzir o trabalho respiratório, aumentar a complacência pulmonar e, por conseguinte, criar uma capacidade residual funcional [6]. No recém-nascido prematuro, que não completou o processo de maturação dos vários constituintes pulmonares, nenhuma destas funções está efetivamente presente.

2- Fisiopatologia da doença da membrana hialina em recém-nascidos de termo

A síntese e a secreção do surfactante são reguladas por vários factores, principalmente hormonais. Alguns destes factores abrandam a secreção de surfactante, enquanto outros promovem a sua síntese e secreção.

2-1- Insulina

A diabetes gestacional induz hiperglicemia fetal, uma fonte de hiperinsulinismo fetal. Foi relatado que a insulina retarda a maturação e a secreção do surfactante pulmonar por dois mecanismos: um defeito na síntese de dipalmitoil-fosfatidilcolina devido ao metabolismo alterado do glicogénio secundário ao hiperinsulinismo, e um efeito antagónico direto da insulina sobre os glucocorticóides [7]. Os dados clínicos que avaliam o impacto da diabetes materna na patologia respiratória neonatal são contraditórios. O atraso na maturação pulmonar parece estar ligado sobretudo ao controlo glicémico materno. Um controlo glicémico correto reduz o risco de HMM no recém-nascido. De acordo com um estudo francês realizado no hospital Robert-Debré, a diabetes materna tratada com insulina, combinada com outros factores perinatais, foi associada a um risco significativamente maior de dificuldade respiratória grave [8]. Na análise multivariada, os recém-nascidos de mães diabéticas tratadas com insulina tiveram um risco aumentado de dificuldade respiratória grave em relação à MMH, independentemente da idade gestacional e do modo de parto (Odds ratio = 1,44 [1,00-2,08]) [8].

Um estudo espanhol analisou o resultado de recém-nascidos macrossómicos de gravidezes complicadas ou não complicadas por diabetes gestacional. Foi demonstrado que os recém-nascidos cujas mães foram tratadas com insulina corriam um maior risco de desenvolver dificuldades respiratórias e, em particular, HM [9].

De acordo com o relatório do inquérito perinatal nacional francês publicado em 2010 [10], a diabetes gestacional estava presente em 7,2% das mulheres, independentemente do modo de tratamento. A diabetes dependente de insulina estava presente em 1,7% das mulheres. No Canadá, a prevalência de diabetes gestacional registada em 2010 foi de 5,6% [11].

No nosso estudo, a diabetes gestacional esteve presente em 20,5% dos casos. A diabetes insulino-dependente prévia à gravidez esteve presente em 5,8% das mulheres. Os valores elevados encontrados no nosso estudo, quando comparados com os dados da literatura, devem-se ao facto de o nosso trabalho ter sido realizado numa maternidade de nível 3, onde a maior parte do tratamento diz respeito a gravidezes patológicas e de alto risco. Além disso, a maioria dos recém-nascidos incluídos no nosso estudo eram "outborns" que acumulam certos factores de morbilidade relacionados com a gravidez, em particular a diabetes. Assim, para além da pequena dimensão da nossa amostra, os recém-nascidos do nosso estudo parecem ser pré-seleccionados, o que explica a elevada taxa de diabetes gestacional.

2-2- Cesariana fora do trabalho de parto

A morbilidade respiratória neonatal associada ao parto por cesariana a frio é atualmente uma questão de certeza. Vários estudos têm demonstrado um aumento da incidência de HMM em casos de cesariana e, em particular, de cesariana programada fora do trabalho de parto [12-19]. A compressão da caixa torácica fetal durante a passagem pelo canal de parto é responsável pela expulsão de um terço do líquido pulmonar pela boca [20]. Esta fase está ausente durante o parto vaginal, o que resulta num aumento do volume pulmonar residual e numa diminuição da secreção de surfactante para a superfície alveolar. Além disso, a maturação e a secreção de surfactante são desencadeadas pelo parto e promovidas por agentes β-adrenérgicos e prostaglandinas libertadas em resposta ao stress sofrido pelo feto durante o parto [21]. Alguns autores demonstraram que a morbilidade respiratória é maior nos casos de cesarianas frias repetidas. Este risco aumenta proporcionalmente com o número de cesarianas antes do início do trabalho de parto. Os mecanismos fisiopatológicos não estão claramente elucidados [22,23]. O grau de maturação pulmonar é avaliado pela medição da relação lecitina/esfingomielina (L/S) no líquido amniótico e pelo teste FLM (teste de maturidade pulmonar fetal). No caso da HMM, a relação (L/S) é <2 e a FLM é <50.mg/g [24,25]. Num estudo publicado por Ayachi et al, o MMH foi diagnosticado em 97 recém-nascidos com uma idade gestacional média de 37 semanas + 4 dias. O teste de FLM realizado em 40 recém-nascidos foi < 50 mg/g, indicando imaturidade pulmonar [26]. Por isso, atualmente, vários estudos recomendam uma idade gestacional maior ou igual a 39 dias de gestação para a extração fetal por cesárea eletiva [27-29]. Em nosso estudo, 91,3% dos recém-nascidos nasceram por cesárea fria fora do trabalho de parto, com idade gestacional média de 38,12±0,96 SA. A escolha da via de extração depende de um conjunto de factores relacionados com os hábitos da equipa obstétrica, que pode privilegiar a via superior, sobretudo se houver antecedentes de cesariana, para evitar os riscos associados ao parto vaginal, ou, por vezes, com a vontade da parturiente que "prefere" o parto por cesariana. Estas práticas são sobretudo observadas no sector privado da saúde. Assim, a elevada taxa de cesarianas electivas observada no nosso estudo deve-se a um viés de recrutamento. De facto, o nosso trabalho envolveu principalmente mulheres nascidas de parto.

2-3- Masculino

Está bem estabelecido em várias espécies que a maturação pulmonar, medida pela síntese e secreção de surfactante, é atrasada no feto masculino em comparação com o feto feminino [30,31]. De facto, a presença de androgénios atrasa a produção de surfactante pulmonar [32].

A predominância do sexo masculino no sofrimento respiratório em geral e no MMH em particular, independentemente da idade gestacional, tem sido relatada por vários autores [26,33]. Os resultados do nosso estudo estão de acordo com a literatura. A razão de sexo para MMH foi de 1,6.

2-4- a hormona tireotrópica

Estudos experimentais demonstraram que as hormonas tiroideias aceleram a maturação pulmonar fetal [34]: a tiroidectomia fetal provoca um atraso na maturação pulmonar, enquanto a administração de hormonas tiroideias a acelera. A triiodotironina estimula a síntese de surfactante, sensibiliza os mecanismos de transferência de sódio, diminui a produção de fluidos e reduz o risco de morte pulmonar. Isto melhora o débito cardíaco e aumenta os movimentos respiratórios do feto. O mecanismo exato de ação da TRH na maturação não é claro. É provável que haja uma sinergia de ação com os corticóides [34].

3- Dados da literatura

O sofrimento respiratório do recém-nascido é um motivo frequente de admissão na unidade de cuidados intensivos neonatais. Existem várias etiologias para o sofrimento respiratório do recém-nascido, dependendo do contexto do parto. A HM é um diagnóstico que deve ser geralmente considerado em recém-nascidos prematuros, sendo a sua incidência inversamente proporcional à idade gestacional. Para além das 37 semanas de gestação, esta condição está longe de ser excecional. Na literatura, poucos estudos demonstraram a existência dessa condição em RNPTs. Em um estudo francês, Ayachi et al [26] reuniram 97 recém-nascidos admitidos por MMH durante um período de 5 anos. O diagnóstico foi baseado em critérios clínicos, radiológicos e biológicos. Os autores concluíram que essa entidade existe em RNATs, uma vez que a maturação pulmonar fetal não foi correlacionada c o m a idade gestacional. No presente estudo, alguns fetos não estavam maduros às 37-38 semanas de gestação. O diagnóstico de MMH foi feito principalmente nos casos de extração fetal antes do início do trabalho de parto e nos casos de indução por volta da 37ª semana de gestação. Gouyon et al [35] estudaram as etiologias do desconforto respiratório neonatal num estudo retrospetivo de 14813 recém-nascidos com idade gestacional entre 37 e 38 SA e 50187 recém-nascidos entre 39 e 41 SA. As principais causas de ventilação mecânica foram a dificuldade respiratória transitória, a HM e a inalação de mecónio, com incidências de 0,72 ‰ [IC 95%: 0,53 ‰ - 0,96 ‰], 0,38 ‰ [IC 95%: 0,25 ‰- 0,57 ‰] e 0,61 ‰ [IC 95%: 0,44 ‰,-0,84 ‰], respetivamente. A progressão da idade gestacional de 37 para 41 SA foi associada a uma diminuição significativa da incidência de HMM e taquipneia transitória. A HMM tratada com ventilação mecânica ou pressão expiratória positiva afectou 3,5% das crianças com 35-36 ADT, 0,49% das crianças com 37-38 ADT e 0,08% das crianças com 39-41 ADT [35]. Liu et al [36] demonstraram que a HMM não é uma doença rara em recém-nascidos de termo e está associada a uma maior mortalidade. As suas características clínicas diferem das do HMM em recém-nascidos pré-termo devido à rigidez torácica, e o seu aparecimento foi mais suscetível de ser complicado por insuficiência multivisceral e HAP. A maioria dos doentes necessitou de ventilação mecânica prolongada. Na Tunísia, poucos autores estudaram a angústia respiratória em RNPT. Entre as etiologias do desconforto respiratório, o MMH não foi mencionado como uma entidade separada em NNATs. Em 2007, Bouziri et al [37] estudaram a síndrome da angústia respiratória aguda em recém-nascidos a termo e quase a termo. A definição clínico-radiológica dessa síndrome é semelhante à do HMM. Em nossa série, 34 recém-nascidos a termo foram admitidos na terapia intensiva por dificuldade respiratória relacionada ao HMM durante um período de 3 anos. A incidência foi de 12,5%. Esta frequência parece elevada devido ao pequeno tamanho da amostra e ao facto de o nosso estudo ter sido realizado numa unidade de cuidados intensivos que trata "outborns", daí a pré-seleção dos recém-nascidos.

4- Perturbações hereditárias do surfactante lung

O MMH reflecte uma deficiência funcional qualitativa ou quantitativa do surfactante pulmonar. Os distúrbios hereditários do metabolismo do surfactante pulmonar constituem um grupo heterogéneo e significativo de doenças respiratórias. Assim, o HMM em recém-nascidos de termo pode estar ligado quer à "imaturidade" pulmonar quer a uma deficiência funcional das proteínas do surfactante. As mutações nos genes das proteínas do surfactante conduzem a uma anormalidade na produção de surfactante, que é responsável por uma acumulação tóxica nos pneumócitos de tipo II. A administração de surfactante exógeno revela-se ineficaz neste último caso, e a doença progride para uma hipoxemia refractária [5]. A identificação de mutações nos genes que codificam as proteínas do surfactante tornou possível explicar a variabilidade fenotípica da deficiência hereditária da proteína do surfactante desde o nascimento até à idade adulta. As mutações nos genes SFTPB, SFTPC e ABCA3, que codificam as proteínas SP-B, SP-C e ATP-binding cassette, respetivamente, são as mutações responsáveis pela HMM em recém-nascidos [5]. A deficiência hereditária de SP-B foi a primeira causa genética de DRNN relatada na literatura. A apresentação clássica é a dificuldade respiratória precoce (antes da 12ª hora de vida) em bebés de termo, com pouca ou nenhuma resposta ao tratamento com surfactante exógeno e ventilação convencional [38,39]. Foram identificadas mais de 30 mutações no gene SFTPB em doentes com deficiência congénita de SP-B. Nos seres humanos, uma mutação no gene SP-C foi inicialmente associada a doença respiratória neonatal muito semelhante à observada na deficiência de SP-B [40]. Mais recentemente, várias mutações na SP-C demonstraram ser responsáveis por doença respiratória crónica em diferentes idades. O fenótipo associado às mutações SFTPC é muito variável. Foram observadas formas neonatais que podem levar à morte nos primeiros anos de vida, bem como formas adultas tardias. Esta variabilidade na idade de início da lesão pulmonar pode ser explicada pela ocorrência de stresses ambientais, como a infeção viral pelo vírus sincicial respiratório [41], ou a associação com mutações que codificam outras proteínas envolvidas na síntese da SP-C madura, como a SP-B ou ABCA3 [42]. Assim, o desconforto respiratório neonatal com as características clínico-radiológicas do HMM resistente ao tratamento convencional, associado ou não a uma história familiar, deve levantar a possibilidade de uma doença hereditária do surfactante. Infelizmente, no nosso país, a falta de recursos para o estudo destes genes dificulta a identificação desta patologia. Como resultado, algumas mortes são atribuídas à HAP sem que se possa estudar a sua etiologia.

5- Noção de síndrome de desativação do surfactante

A deficiência secundária de surfactante ocorre em doentes que inicialmente têm uma síntese normal de surfactante. Sob o efeito de vários fatores: infeção, hipóxia, barovolotrauma da ventilação artificial, fatores inibidores que chegam ao alvéolo, a síntese é reduzida e a qualidade do surfactante pode ser prejudicada com redução da capacidade de troca de gases respiratórios [43]. No estudo de Wax et al, um recém-nascido com 38 + 5 dias desenvolveu HMM apesar de terem sido realizados testes de maturação pulmonar no líquido amniótico antes da extração por cesariana [28]. Este achado parece sugerir uma anormalidade na aquisição de surfactante após o parto. Alguns autores propuseram um teste para detetar a disfunção do surfactante no feto, quer por deficiência secundária quer por inativação. O "teste do clique" consiste em recolher uma amostra traqueal de 0,2 ml e misturá-la com etanol a 95%. A mistura forma bolhas e é examinada ao microscópio. Se as bolhas aumentarem e depois diminuírem de tamanho, o teste é positivo (surfactante ativo). Se não forem observadas bolhas, o teste é negativo (tensioativo inativo). O valor preditivo positivo foi de 100% e o valor preditivo negativo foi de 93% [44].

Outros autores propuseram o "teste de agitação gástrica", que consiste em colher 0,5 ml de líquido gástrico nos 20 minutos seguintes ao nascimento, misturá-lo com igual volume de soro fisiológico durante 15 segundos e 1 ml de etanol a 95%. A mistura é então agitada durante 15 segundos. Depois de repousar durante 15 minutos, a interface ar-líquido foi examinada ao microscópio. Se não existirem bolhas, o teste é negativo (presença de muito pouco tensioativo). Se estiverem presentes bolhas diretamente na superfície do fluido, o teste é positivo (quantidade adequada de tensioativo). A sensibilidade foi de 100% e a especificidade de 92% [45].

Estes testes são simples, rápidos e pouco dispendiosos. Permitem um diagnóstico precoce e um recurso mais rápido ao tratamento com surfactante. Na Tunísia, estes testes não estão disponíveis e não são utilizados com frequência, o que faz com que o MMH seja uma entidade subestimada. No nosso estudo, dois recém-nascidos beneficiaram de uma segunda instilação de surfactante devido a um aumento das necessidades de oxigénio acima dos 40% doze horas após a primeira instilação. Este facto pode estar relacionado com uma desativação secundária do surfactante ou, pelo contrário, com uma sobrestimação do diagnóstico de HMM e uma precipitação na administração inicial deste produto.

6- Prevenção da doença da membrana hialina : Terapia corticosteroide pré-natal

Os glucocorticóides têm um efeito modulador na maturação pulmonar. No final da gestação, os glucocorticóides aumentam a taxa de biossíntese da fosfatidilcolina e, por conseguinte, a quantidade de fosfatidilcolina no pulmão, bem como a atividade da colina fosfato citidiltransferase, uma enzima-chave no metabolismo do surfactante. O seu efeito sobre a biossíntese e a ativação transcricional de genes de proteínas específicas do surfactante é significativo (SP-B e SP-C). A produção de surfactante pelos pneumócitos II é assim facilitada [46,47]. A dexametasona e a betametasona, que passam facilmente a barreira placentária na forma ativa e são fracamente inactivadas pela 11ß-hidroxiesteróide desidrogenase, são indicadas para a prevenção da HMM. Melhoram as características biomecânicas do pulmão animal (pressão/volume) e as propriedades tensoactivas do surfactante. Favorecem a incorporação dos precursores marcados nos componentes essenciais do surfactante, nomeadamente o DPPC e o fosfatidilglicerol. Acima de tudo, induzem um aumento da atividade de numerosas enzimas, nomeadamente da citidilfosfocolina transferase CPCT, uma enzima-chave do metabolismo dos fosfolípidos [46].

Vários estudos demonstraram a eficácia da betametasona na redução da incidência de HMM em recém-nascidos com menos de 34 semanas de gestação [48,49]. A incidência de HMM em recém-nascidos com mais de 34 semanas de gestação é muito baixa e, consequentemente, a diferença entre os grupos de tratamento e de controlo não foi significativa no estudo de

Bourbon et al: 2,5% versus 4,1% [50]. O benefício da terapia pré-natal com corticosteróides foi demonstrado no que diz respeito à ocorrência de HMM. A sua incidência é significativamente reduzida pela terapia corticosteroide pré-natal. Segundo alguns autores, a terapêutica com corticosteróides em caso de cesariana electiva reduz a morbilidade respiratória, principalmente o HMM, e evita o internamento em cuidados intensivos [51-53]. Num estudo inglês controlado, a incidência de dificuldade respiratória neonatal foi de 18,7/1000 num grupo de 373 bebés de termo nascidos de cesariana iterativa que receberam terapêutica neonatal com corticosteróides, em comparação com 47,1/1000 no grupo de controlo (p=0,02). Este facto apoia a utilização da terapêutica com corticosteróides sempre que um parto tem de ser induzido, independentemente do termo, a fim de reduzir a incidência de dificuldades respiratórias em geral e de MMH em particular [54].

Saccone et al [55] publicaram uma meta-análise de seis ensaios clínicos aleatórios que avaliaram a eficácia da terapêutica pré-natal com corticosteróides às 34 semanas de gestação em parturientes cujo parto foi planeado por cesariana electiva. Os autores concluíram que os corticosteróides administrados antes de uma cesariana planeada às 37 semanas de gestação são eficazes na redução da síndrome de dificuldade respiratória. Os corticosteróides devem, portanto, ser indicados sempre que uma cesariana fora do trabalho de parto for possível às 37-38 semanas. Com 39 semanas de gestação, os efeitos benéficos dos corticosteróides não são certos.

No nosso estudo, a terapêutica pré-natal com corticosteróides só foi administrada a três mulheres, das quais apenas uma recebeu dois cursos completos e duas receberam um único curso às 34 semanas de gestação. Esta constatação é uma triste realidade. Não há dúvidas sobre o benefício da terapia pré-natal com corticosteróides às 34 semanas de gestação. Os obstetras devem indicar sistematicamente cursos de corticosteróides em todas as situações de alto risco.

7- Tratamento da doença da membrana hialina :

O diagnóstico do MMH em recém-nascidos com idade gestacional superior a 37 semanas apresenta uma série de particularidades clínicas e radiológicas. Ao contrário do recém-nascido prematuro, no recém-nascido de termo a estrutura osteocartilaginosa parietal torácica é mais rígida e a musculatura é mais desenvolvida. Assim, os sinais de retração avaliados pelo índice de Silvermann são menos acentuados no recém-nascido de termo e apenas o choro expiratório, indicativo de problemas de complacência, é quase constante e deve conduzir ao diagnóstico [56].

A pontuação Silvermann, concebida para avaliar a gravidade da síndrome de dificuldade respiratória em bebés prematuros, está mal adaptada a recém-nascidos de termo nestas circunstâncias. Como resultado, a utilização desta pontuação na prática clínica leva a uma subestimação da gravidade das síndromes de dificuldade respiratória em RNPT e encoraja atrasos no tratamento. Radiologicamente, existe uma redução moderada da transparência do parênquima pulmonar devido aos esforços ventilatórios mais eficientes efectuados por estas crianças em comparação com os bebés prematuros. A imagem clássica de microgrânulos com broncograma aerado e síndrome alveolar nem sempre é encontrada [56].

Estes dois fenómenos estão na origem de um atraso no tratamento, que deve ser evitado. Este baseia-se na oxigenoterapia com ventilação mecânica com pressão expiratória positiva e instilação intra-traqueal de surfactante exógeno [57].

No estudo de Ayachi et al [26], o tempo médio de atendimento foi de 5 horas e o tempo médio de admissão na unidade de terapia intensiva foi de 10 horas. Goraya et al [58] relataram em 2001 um caso de HMM em um recém-nascido a termo, cuja falha no reconhecimento do diagnóstico provavelmente contribuiu para a morte do recém-nascido. O tratamento curativo do MMH devido à imaturidade pulmonar deve ser realizado precocemente para garantir a máxima eficácia do produto administrado [59,60]. Numa revisão sistemática da literatura, os autores concluíram que a administração precoce de surfactante em recém-nascidos intubados antes da terceira hora de vida aumenta consideravelmente o efeito do surfactante e reduz o risco de complicações e mortalidade [61].

Também foi demonstrado que a administração repetida de surfactante exógeno seis a doze horas após a primeira instilação pode melhorar o prognóstico em comparação com doses únicas [62].

No nosso estudo, a admissão na unidade de cuidados intensivos ocorreu com uma idade média de 12,05±14,25 horas. O tempo médio de admissão para os recém-nascidos de fora foi de 19,15±14,43 horas e para os recém-nascidos de dentro foi de 1,57±1,09 horas. Os recém-nascidos foram ventilados mecanicamente com uma idade média de 16,88±14,46 horas. A instilação de surfactante foi efectuada com uma idade média de 21,85±17,39 horas. Na nossa série, o atraso no tratamento foi maioritariamente devido a "outborns". Isto pode dever-se ao facto de algumas maternidades não disporem de serviços de neonatologia e terem de transferir os recém-nascidos sintomáticos para outra unidade, que pode não ter capacidade para prestar cuidados intensivos. Além disso, uma vez aceite a transferência para o nosso serviço, os tempos e os procedimentos de transporte não podem ser controlados. Este atraso nos cuidados representa, portanto, um viés e não nos permite extrapolar os nossos resultados.

8- Complicações

O manejo de neonatos em desconforto respiratório na unidade de terapia intensiva traz o risco de complicações inerentes à própria patologia ou às terapêuticas utilizadas. Os derrames gasosos intra-torácicos (pneumotórax e pneumomediastino) e a hipertensão arterial pulmonar são as principais complicações da MMH, qualquer que seja o termo [63]. Alguns estudos demonstraram uma redução na incidência de complicações respiratórias e até neurológicas do MMH com a instilação de surfactante exógeno. De acordo com um estudo europeu, o tratamento precoce com surfactante exógeno reduziu o risco de pneumotórax (RR 0,68; 95% CI: 0,47 - 0,9) [64]. Hentschel et al [65] também mostraram uma redução significativa no risco de pneumotórax com a administração precoce de surfactante (RR 0,69; IC 95%: 0,57-0,83).Em nosso estudo, a ocorrência de EGIT complicou o manejo de 32,3% dos neonatos, dos quais 16% apresentaram pneumotórax com necessidade de drenagem torácica. Pneumomediastino ocorreu em 16,3% dos casos. No estudo de Ayachi et al [26], o pneumotórax foi observado em 35% dos casos. A etiologia da EGIT na patologia respiratória da NNAT é multifatorial. A EGIT foi associada à ventilação nasal não invasiva em 3 neonatos, à ventilação mecânica convencional em 4 neonatos e à oxigenoterapia Hood em 4 neonatos.Além disso, a deficiência de surfactante observada na HMM induz a hiperreactividade das artérias pulmonares por alteração dos mecanismos de troca gasosa e, assim, predispõe estes recém-nascidos à hipertensão pulmonar [66]. Num estudo egípcio, a HAP foi uma complicação da HMM em 16,6% dos casos nascidos por cesariana [67].Em nosso estudo, a HAP foi encontrada em 58% dos casos. O uso de óxido nítrico foi indicado em todos os casos de HAP com uma idade média de 52,67±23,76 horas. O tratamento tardio do MMH é uma fonte de complicações por vezes muito graves. No nosso estudo, o atraso no tratamento dizia respeito principalmente aos "out born". A EGIT e a HAP foram as principais complicações. Isso está de acordo com os dados da literatura.

9- Mortalidade

A taxa de mortalidade neonatal proporcional devida ao MMH referida na literatura é muito heterogénea. Foi de 15% no Sudão [68], 9,3% na Índia [69], 5,44% na China [70] e 1,16% em Itália [71]. Esta heterogeneidade e a grande variação de valores podem ser explicadas pelo desenvolvimento das infra-estruturas hospitalares e pela disponibilidade imediata de recursos de reanimação em países desenvolvidos como a Itália. A gestão do MMH nos países em desenvolvimento não é fácil. A indisponibilidade de máquinas de ventilação e de surfactante exógeno dispendioso são os principais factores limitantes, especialmente quando se trata de recém-nascidos com vários factores de mau prognóstico. Nos países em desenvolvimento, como a Tunísia, nem todas as maternidades onde são realizados os partos em todas as fases dispõem de serviços de reanimação neonatal. No nosso estudo, a taxa de mortalidade dos recém-nascidos de termo admitidos no nosso serviço foi de 11,7%. Este valor pode ser explicado pelo atraso no diagnóstico e tratamento, por um lado, e pela potencial gravidade desta doença, por outro, especialmente quando vários factores de risco estão associados. Para além disso, este valor está sobrestimado devido à pequena dimensão da amostra estudada. Em segundo lugar, a nossa maternidade é uma maternidade de nível 3, que trata de patologias graves relacionadas com a gravidez e de gravidezes de alto risco. Por último, o tratamento dos "outborns" no nosso serviço tende a aumentar a mortalidade, uma vez que estes recém-nascidos são pré-seleccionados como potencialmente graves, daí a indicação para transferência.

CONCLUSÕES

A doença da membrana hialina é uma condição respiratória causada por uma deficiência funcional do surfactante pulmonar [1]. Esta substância, que tem essencialmente propriedades tensioactivas, é essencial para a função pulmonar normal. Esta patologia é bem conhecida nos recém-nascidos prematuros, mas ainda é pouco compreendida ou mesmo negada nos recém-nascidos de termo. O diagnóstico de HMM num recém-nascido com idade gestacional superior a 37 dias de gestação deve ser feito com base em critérios anamnésicos, clínicos, radiológicos e por vezes biológicos [2]. Alguns factores têm sido incriminados na ocorrência desta doença, principalmente o sexo masculino e o parto por cesariana fria fora do trabalho de parto [3,4].

Os objectivos do nosso estudo foram:

1- Determinar o perfil epidemiológico, clínico e evolutivo da angústia respiratória associada à doença da membrana hialina em recém-nascidos de termo.

1- Identificar os factores que predispõem a esta patologia a fim de estabelecer uma estratégia de cuidados e de prevenção.

Realizámos um estudo descritivo retrospetivo na unidade de neonatologia e de cuidados intensivos neonatais do principal hospital de formação militar em Tunes. Recolhemos 34 recém-nascidos com MMH admitidos no nosso departamento durante um período de 3 anos, de 1 de janeiro de 2014 a 31 de dezembro de 2016. Os recém-nascidos admitidos na sala de partos do serviço de ginecologia-obstetrícia do HMPIT são designados "In born". Os recém-nascidos "out born" são transferidos para o nosso serviço a partir de outra unidade de saúde pública ou privada, após acordo telefónico prévio. Durante o período do estudo, foram incluídos todos os recém-nascidos cuja idade gestacional era maior ou igual a 37 semanas completas de amenorreia, estabelecida pelo cálculo teórico do termo a partir do primeiro dia do último período menstrual, ou com base em dados ultra-sonográficos precoces obtidos antes das 12 semanas de amenorreia, de cada vez que este exame foi realizado. O nosso estudo não incluiu todos os recém-nascidos cuja idade gestacional fosse estritamente inferior a 37 semanas de amenorreia por cálculo teórico do termo ou por estimativa baseada em critérios morfológicos, e recém-nascidos com malformações diagnosticadas pré ou pós-natalmente.Adoptámos o diagnóstico de HMM em recém-nascidos que apresentassem dificuldade respiratória de início precoce, com sinais de retração presentes ao nascimento ou desde a primeira hora de vida, com agravamento progressivo da dependência de oxigénio associada ou não a cianose. As hemoculturas das primeiras 72 horas foram negativas. Os critérios radiológicos utilizados para o diagnóstico foram a combinação de pelo menos dois dos seguintes sinais: Má expansão pulmonar, síndrome alveolar difuso e simétrico com diminuição homogénea da transparência do parênquima pulmonar, com ou sem broncograma aéreo. Os dados clínicos foram recolhidos através da consulta dos processos clínicos dos recém-nascidos admitidos no nosso serviço durante o período do estudo, tendo sido preenchida uma ficha com dados relativos à mãe, à evolução da gravidez e do parto e dados clínicos relativos ao recém-nascido desde o nascimento até ao final dos cuidados no nosso serviço (Anexo 1).

Estudo epidemiológico :

- Durante o período do estudo, a unidade de neonatologia e de cuidados intensivos neonatais do HMPIT registou 272 admissões de recém-nascidos de termo com dificuldade respiratória neonatal. O diagnóstico de HMM foi feito em 34 desses casos, representando uma frequência de 12,5%.

- A idade média das mães foi de 33,18±4,6 anos, variando de 27 a 43 anos.

61,7% tinham idades compreendidas entre os 27 e os 34 anos.

- A paridade média foi de 2,56±1,02 com extremos entre 1 e 5. 76,4% eram pobres.

- A maioria das mulheres não tinha antecedentes médicos.

- Todas as gravidezes foram espontâneas, monocoriónicas e bem controladas.

- A diabetes gestacional foi detectada em todas as mulheres. Esteve presente em 20,5% dos casos. A diabetes insulino-dependente anterior à gravidez estava presente em 5,8% das mulheres.

- A corticoterapia pré-natal foi administrada a três mulheres, das quais apenas uma recebeu dois cursos completos e duas receberam um único curso.

- O líquido amniótico era claro em 32 mulheres. Uma mulher tinha líquido corado e uma mulher tinha líquido meconial.

- A maioria dos recém-nascidos incluídos no nosso estudo eram "out born", com uma frequência de 58,9%. A proporção entre os sexos foi de 1,6.

- A idade gestacional média ao nascimento foi de 38,12±0,96 SA, com uma variação entre 37 e 41 SA.

- A cesariana a frio foi programada em 82% das mulheres. A cesariana de emergência foi indicada em 8,8% das mulheres pelas seguintes razões: início espontâneo do trabalho de parto num útero cicatrizado, corioamniotite e pré-eclâmpsia grave.

Estudo clínico :

- Todos os recém-nascidos tiveram uma boa adaptação à vida extra-uterina. O Apgar médio aos 5 minutos foi de 9,51±0,75, com extremos entre 7 e 10.

- O peso médio ao nascer foi de 3306±520g com extremos entre 2170 e 4600g.

- A idade média dos recém-nascidos na admissão foi de 12,05±14,25 horas. Os "out born" tinham 19,15±14,43 horas de idade. A idade média dos recém-nascidos à entrada foi de 1,57±1,09 horas.

- A dificuldade respiratória foi imediata em todos os recém-nascidos.

- A cianose esteve presente em 35,2% dos recém-nascidos.

- A pontuação média de Silvermann na admissão foi de 4,46±1,57, com uma variação entre 2 e 6.

- O tempo médio de obtenção das radiografias do tórax foi de 10,85±12,43 horas, com extremos entre 1 e 43 horas.

- As radiografias de tórax mostraram uma síndrome alveolar em 91,1% dos casos. A EGIT estava presente em 17,6% dos casos.

- O tempo médio de realização das medições de gases sanguíneos foi de 14,59±15,08 horas, com extremos entre 0,5 e 50 horas.

- Todos os recém-nascidos receberam ventilação mecânica. A idade média foi de 16,88±14,46 horas.

- Todos os recém-nascidos foram tratados com surfactante exógeno por instilação através do tubo de intubação traqueal. A idade média foi de 21,85±17,39 horas.

- A ventilação oscilatória de alta frequência foi indicada para hipoxemia refractária em 26,5% dos casos. A idade média foi de 49,77±18,84 horas. A duração média da ventilação com OAF foi de 47,66±44,37 horas.

- EGIT ocorreu em 32,3% dos recém-nascidos. Pneumotórax ocorreu em 16% dos casos. Pneumomediastino foi observado em 16,3% dos casos.

- A hipertensão arterial pulmonar foi encontrada em 58% dos casos. O uso de óxido nítrico foi indicado em todos os casos de HAP com idade média de 52,67±23,76 horas.

- A duração média do internamento hospitalar foi de 10,17±7,6 dias.

- Em 64% dos recém-nascidos, a alta ocorreu sem sequelas.

- As convulsões e a hipotonia foram registadas em 23,5% dos casos.

- Quatro recém-nascidos morreram de hipertensão pulmonar em 3 casos e DIC num caso, relacionados com uma infeção associada aos cuidados de saúde.

Poucos estudos investigaram o MMH no recém-nascido a termo. Isso pode ser explicado pela dificuldade de eliminar outras patologias com as mesmas características clínico-radiológicas do HMM. A alveolite infecciosa ou o desconforto respiratório transitório são mais facilmente evocados.

As limitações do nosso estudo foram a natureza retrospetiva do estudo, com uma falta de precisão em alguns dos dados dos registos médicos, a heterogeneidade da população estudada e a inclusão de recém-nascidos "out born", o que levou a um viés de seleção, e a indisponibilidade de testes de maturação pulmonar fetal in utero.

No nosso estudo, verificámos um predomínio do sexo masculino, com uma elevada taxa de cesarianas frias programadas fora do trabalho de parto. Este achado está de acordo com a literatura. Pouco se sabe sobre o papel desempenhado pelo grau de maturação pulmonar no desencadeamento do trabalho de parto e das contracções uterinas nas parturientes. Alguns autores demonstraram que certos fetos não estão maduros às 37-38 semanas de gestação. Assim, a não exposição destes fetos ao stress do parto pode ser a causa de uma deficiência funcional de surfactante.

Os atrasos no diagnóstico e no tratamento desta patologia, devido a um desconhecimento da entidade, são uma fonte de complicações que podem ser graves, com sequelas severas. De facto, a avaliação da dificuldade respiratória através da pontuação de Silvermann é a principal fonte deste atraso. O manejo da terapia intensiva de neonatos que apresentam desconforto respiratório deve sempre levar em consideração a possibilidade de diagnóstico de MMH em neonatos a termo. O tratamento baseia-se na oxigenoterapia, utilizando ventilação mecânica com pressão positiva, combinada com a reposição da deficiência de surfactante através da instilação intra-traqueal de surfactante exógeno. No final do nosso estudo e tendo em conta os dados da literatura, recomendamos:

- Favorecer o parto vaginal sempre que as condições sejam propícias e q u e a   obstetrícia materna o permita.

- Reduzir tanto quanto possível a frequência de cesarianas frias fora do trabalho de parto e adiar a extração do feto para além das 39 semanas de gestação, sempre que possível.

- Promover a investigação na Tunísia para garantir o grau de maturação pulmonar através de testes bioquímicos sempre que se preveja a extração antes dos 39-40 anos de idade.

- Limitar ou evitar, através de um tratamento obstétrico e pediátrico coordenado, os múltiplos factores susceptíveis de agravar o défice de surfactante funcional ao nascimento (sofrimento fetal agudo, inalação, hipotermia, infeção materno-fetal, insuficiência cardiocirculatória).

- Assegurar uma gestão óptima na unidade de cuidados intensivos com a administração precoce de surfactante exógeno sempre que se suspeite do diagnóstico de HMM num recém-nascido de termo.

REFERÊNCIAS

[1]- Dehan M, Francoual J. Etiology of neonatal respiratory distress syndrome and the assessment of lung maturity. Ann Arbor, Boston: CRC Press Inc. 1991;4:333-58.

[2] Peschechera R, Andrisani MC, Reale F, Ciavarella C, Campioni P, Rays V. Diagnostic imaging of hyaline membrane disease. 2004;29(2):175-8.

[3]- Anadkat JS, Kuzniewicz MW, Chaudhari BP, Cole FS, Hamvas A. Increased risk for respiratory distress among white, male, late preterm and term infants. J perinatol. 2012;32(10):780-5.

[4]- Jonguitud AA. Cesariana eletiva: impacto da evolução da respiração neonatal. Gynecol Obstet Mex. 2011;79(4):206-13.

[5]- Flamein F, Borie R, Epaud R. Patologias hereditárias do surfactante: do nascimento à reforma. La lettre du pneumologue. 2013;2:62-7.

[6]- Zupan V, Lacaze-Masmonteil T. Le surfactant pulmonaire : de la physiopathologie à la thérapeutique. Sciences. 1993;9:277-87.

[7]- Magny JF, Rigourd V, Kieffer F, Voyer M. Corticothérapie périnatale : modalités, efficacité, conséquences. Jour gyn obst biol reprod. 2001;30:36-46.

[8]- Becquet O, El Khabbaz F, Alberti C, Mohamed D, Blachier A, Biran V, et al. Diabetes gestacional tratada com insulina e risco de dificuldade respiratória grave em recém-nascidos com mais de 34 semanas de amenorreia. Arch ped. 2016;23(3):261-7.

[9]- Lloreda-García JM, Sevilla-Denia S, Rodríguez-Sánchez A, Muñoz-Martínez P, Díaz-Ruiz M. Resultado perinatal de bebés macrossómicos nascidos de mães diabéticas e não diabéticas. Endocrinol Nutr.

2016;63(8):409-13.

[10]- Blondel B, Kermarrec M. Enquête nationale périnatale 2010 [Em
linha]. Unidade de Investigação Epidemiológica em Saúde Pública e Saúde
da Mulher e da Criança, INSERM- U.953, Paris. Disponível em URL:
http://gynerisq.fr/wp- content/uploads/2013/12/2010-Enquete-Nationale-
Périnatale.pdf.

[11]- Davies GA, Maxwell C, McLeod L, Gagnon R, Basso M, Bos H, et al.
Obesity in pregnancy. J Obstet Gynaecol Can. 2010;32(2):165-73.

[12]- Dónaldsson SF, Dagbjartsson A, Bergsteinsson H, Hardardóttir H,
Haraldsson A, Thórkelsson T . Respiratory dysfunction in infants born by
elective cesarean section without labor. Laeknabladid. 2007;93(10):675-9.

[13]- Ramachandrappa A, Lucky Jain MBA. Secção cesariana eletiva: It's
Impact on Neonatal Respiratory Outcome. Clin Perinatol. 2008;35(2):373-93.
[14]- Alderdice F, McCall E, Bailie C, Craig S, Dornan J, McMillen R, et al.
Admissão nos cuidados intensivos neonatais com morbilidade respiratória
após cesariana electiva de termo. Ir Med J. 2005;98:170-4.

[15]- Donaldsson SF, Dagbjartsson A, Bergsteinsson H, Hardardóttir H,
Haraldsson A, Thórkelsson T. Respiratory dysfunction in infants born by
elective cesarean section without labor. Laeknabladid. 2007;93(10):675-9.

[16]- Gerten KA, Coonrod DV, Bay RC, Chambliss LR. Cesarean delivery
and respiratory distress syndrome: does labor make a difference? Am J
Obstet Gynecol. 2005;193(3):1061-4.

[17]- Hansen AK, Wisborg K, Uldbjerg N, Henriksen TB. Risk of
respiratory morbidity in term infants delivered by elective caesarean section:
cohort study. BMJ. 2008;336(7635):85-7.

[18]- Kolas T, Saugstad OD, Daltveit AK, Nilsen ST, Øian P. Planned cesarean versus planned vaginal delivery at term: comparison of newborn infant outcomes. Am J Obstet Gynecol. 2006;195(6):1538-43.

[19]- Richardson BS, Czikk MJ, daSilva O, Natale R. The impact of labor at term on measures of neonatal outcome. Am J Obstet Gynecol. 2005;192(1):219-26.

[20]- Jain L, Eaton DC. Physiology of fetal lung fluid clearance and the effect of labor. Semin Perinatol. 2006;30(1):34-43.

[21]- Alfirevic Z, Milan SJ, Livio S. Caesarean section versus vaginal delivery for preterm birth in singletons. Cochrane Database Syst Rev. 2013;(9):CD000078.

[22]- Wankaew N, Jirapradittha J, Kiatchoosakun P. Neonatal morbidity and mortality for repeated cesarean section vs normal vaginal delivery to uncomplicated term pregnancies at Srinagarind Hospital. J Med Assoc Thai. 2013;96(6):654-60.

[23]- Chiossi G, Lai Y, Landon MB, Spong CY, Rouse DJ, Varner MW, et al. Timing of delivery and adverse outcomes in term singleton repeat cesarean deliveries. Obstet Gynecol. 2013;121(3):561-9.

[24]- Gluck L, Kulovich MV, Borer RC, Brenner PH, Anderson GG, Spellacy WN. Diagnosis of the respiratory distress syndrome by amniocentesis. Am J Obstet Gynecol. 1971;109:440-5.

[25]- Shinitzky M, Goldfisher A, Bruck A, Goldman B, Stern E, Barkai G, et al. A new method for assessment of fetal lung maturity. Br J Obstet Gynecol. 1976;83:838-44.

[26]- Ayachi A, Rigourd V, Kieffer F, Dommergues MA, Voyer M, Magny JF. Doença da membrana hialina em recém-nascidos de termo. Arch ped.

2005;12:156-9.

[27]- Ertuğrul S, Gün I, Müngen E, Muhçu M, Kılıç S, Atay V. Avaliação dos resultados neonatais em partos cesáreos repetidos eletivos a termo de acordo com as semanas de gestação. J Obstet Gynecol Res. 2013;39(1):105-12.

[28]- Wax JR, Herson V, Carignan E, Mather J, Ingardia JC. Contribution of elective delivery to severe respiratory distress at term. Amer J Perinatol. 2002;19(2):81-6.

[29]- Doan E, Gibbons K, Tudehope D. The timing of elective caesarean deliveries and early neonatal outcomes in singleton infants born 37-41 weeks' gestation. ANZJOG. 2014;54(6):602-5.

[30]- Rodriguez A, Viscardi RM, Torday JS. Fetal androgen exposure inhibits fetal rat lung fibroblast lipid uptake and release. Exp Lung Res. 2001;27(1):13-24.

[31]- Nielsen HC, Zinman HM, Torday JS. Dihydrotestosterone inhibits fetal rabbit pulmonary surfactant production. J Clin Invest. 1982;69(3):611-6.

[32]- Martin JA. Births: final data for 2004. Natl Vital Stat Rep. 2006;55(1):110-1. [33] Pérez Molina JJ, Blancas Jacobo O, Ramírez Valdivia JM. Hyaline membrane doença: mortalidade e factores de risco maternos e neonatais. Ginecol Obstet Mex. 2006;74(7):354-9.

[34]- Stein HM, Martinez A, Blount L, Oyama K, Padbury JF. The effects of corticosteroids and thyrotropin-releasing hormone on newborn adaptation and sympathoadrenal in preterm sheep. Am J Obstet Gynecol. 1994,171:17-24.

[35]- Gouyon C, Ribakovsky C, Ferdynus C, Quantin P, Sagot B, Burgundy G. Severe respiratory disorders in term neonates. Paediatr perinat epidemiol. 2008;22(1):22-30.

[36]- Liu J, Shi Y, Dong JY, Zheng T, Li JY, Lu L, et al. Características clínicas, diagnóstico e tratamento da síndrome de dificuldade respiratória em recém-nascidos de termo. Chin Med J. 2010;123(19):2640-4.

[37]- Bouziri A, Ben Slima S, Hamdi A, Menif K, Belhadj S, Khaldi A, et al. Acute respiratory distress syndrome in infants at term and near term about 23 cases. Tunis Med. 2007;85: 874-9.

[37]- DeMello DE, Heyman S, Phelps DS. Ultrastructure of lung in surfactant protein B deficiency. Am J Respir Cell Mol Biol. 1994;11:230-9.

[39]- Nogee LM, Garnier G, Dietz HC. Mutação no gene da proteína B do surfactante responsável por doença respiratória neonatal fatal em várias famílias. J Clin Invest. 1994;93(4):1860-3.

[40]- Nogee LM, Dunbar AE, 3rd, Wert SE, Askin F, Hamvas A, Whitsett JA. A mutation in the surfactant protein C gene associated with familial interstitial lung disease. N Engl J Med. 2001;344(8):573-9.

[41]- Pontes JP, Xu Y, Na CL. Adaptação e aumento da suscetibilidade à infeção associada à expressão constitutiva de SP-C mal dobrada. J Cell Biol. 2006;172:395-407.

[42]- Bullard JE, Nogee LM. A heterozigotia para mutações ABCA3 modifica a gravidade da doença pulmonar associada a uma mutação no gene da proteína C do surfactante (SFTPC). Pediatr Res. 2007;62(2):176-9.

[43] - Escande B, Kuhn P, Rivera S, Messer J. Secondary surfactant deficiency. EMC-Médecine. 2005; 2(5):554-69.

[44]- Bhuta T, Kent-Biggs J, Jeffery HE. Previsão da disfunção do surfactante em bebés de termo através do teste do clique. Pediatr Pulmonol. 1997;23(4):287-91.

[45]- NooriShadkam M, Lookzadeh MH, Taghizadeh M, Golzar A, NooriShadkam Z. Diagnostic value of gastric shake test for hyaline membrane disease in preterm infant. Iran J Reprod Med. 2014;12(7):487-91.

[46]- Post M. Maternal administration of dexamethasone stimulates choline-phosphate cytidyltransferase in fetal type II cells. Biochem J. 1987;241:291-6.

[47]- Morales WJ, Diebel ND, Lazar AJ, Zadrozny D. The effect of antenatal dexamethasone on the prevention of respiratory distress syndrome. Am J Obstet Gynecol. 1986;154:591-5.

[48]- Gamsu HR, Mullinger BM, Donnai P, Dash CH. Antenatal administration of betamethasone to prevent respiratory distress syndrome in preterm infants: report of a UK multicentre trial. Br J Obstet Gynecol. 1989;96:401-10.

[49]- Grupo de colaboração sobre terapia esteroide pré-natal. Effect of antenatal dexamethasone administration on the prevention of respiratory distress syndrome. Am J Obstet Gynecol. 1981;141:276-87.

[50]- Bourbon JR, Fraslon C. Developmental aspects of the alveolar epithelium and the pulmonary surfactant system in pulmonary surfactant: biochemical, functional, regulatory and clinical concepts. CRC Press. 1991:257-324.

[51]- Nada AM, Shafeek MM, El Maraghy MA, Nageeb AH, Salah El Din AS, Awad MH. Administração de corticosteróides pré-natais antes da cesariana electiva a termo para prevenir a morbilidade respiratória neonatal:

um ensaio controlado aleatório. Eur J Obstet Gynecol Reprod Biol. 2016;199:88-91.

[52]- Petour Gazitúa F, Pérez Velásquez J. Do antenatal corticosteroids in term elective cesarean sections reduce neonatal respiratory morbidity? Medwave. 2015;15(9):62-80.

[53]- Ahmed MR, Sayed Ahmed WA, Mohammed TY. Esteróides pré-natais às 37 semanas, reduzem a morbilidade respiratória neonatal? Um ensaio aleatório. J Matern Fetal Neonatal Med. 2015;28(12):1486-90.

[54]- Stutchfield PR, Zbaeda M, Furneaux L, Satelle J, Banfield P, Bickerton NJ, et al. Antenatal steroid therapy for elective caesarean section at birth. Arch Dis Child. 2004;89(1):4-7.

55]- Saccone G, Berghella V. Antenatal corticosteroids for maturity of term or near term fetuses: systematic review and meta-analysis of randomized controlled trials [55]- Saccone G, Berghella V. Corticosteróides pré-natais para a maturidade de fetos de termo ou quase termo: revisão sistemática e meta-análise de ensaios clínicos aleatórios. BMJ. 2016;12:355-9.

[56]- Whitsett JA. Síndrome do desconforto respiratório - Membrana de hialina. Sciences. 2014;3:12-7.

[57]- Fujiwara T, Chida S, Watabe Y, Mreta H, Morita T, Abc T. Artificial surfactant therapy in hyaline membrane disease. Lancet. 1980;1:55-9.

[58]- Goraya JS, Nada R, Ray M. Hyaline membrane disease in a term neonate.Indian J Pediatr. 2001;68(8):771-3.

[59]- Merritt TA, Hallman M, Berry C, Pohjavuori M, Edwards DK, Jaaskelainen J, et al. Randomized, placebo-controlled trial of human surfactant given at birth versus reseue administration in very low birth weight infants with lung immaturity. J Pediatr. 1991;118:581-94.

[60]- O grupo de colaboração Osiris. Administração neonatal precoce versus tardia de um surfactante sintético: o julgamento de Osiris. Lancet. 1992;340:1363-9.

[61]- Bahadue FL, Soll R. Early versus delayed selective surfactant treatment for neonatal respiratory distress syndrome. Cochrane Database Syst Rev. 2012;11:65-9.

[62]- Soll R, Ozek E. Multiple versus single doses of exogenous surfactant for the prevention or treatment of neonatal respiratory distress syndrome. Base de dados Cochrane de revisões sistemáticas. 2009:1;CD000141.

[63]- Judith U, Hibbard M, Wilkins I, Sun L, Kimberly G, Matthew H, et al. Respiratory morbidity in late preterm births. JAMA. 2010;28(4):419-425.

[64]- Grupo de Estudo Europeu Exosurf. Early or selective surfactant (Colfosceril Palmitate, Exosurf) for intubated babies at 26 to 29 weeks gestation: a European double-blind trial with sequential analysis. Jornal online de Ensaios Clínicos Actuais. 1992;28:123-34.

[65]- Hentschel R, Dittrich F, Hilgendorff A, Wauer R, Westmeier M, Gortner L. Neurodevelopmental outcome and pulmonary morbidity two years after early versus late surfactant treatment: does it really differ? Ata Pediatric. 2009;98(4):654-9.

[66]- Avanços no diagnóstico e tratamento da hipertensão pulmonar persistente do recém-nascido. Pediatr Clin North Am. 2009;56:579-600.

[67]- Abdel Mohsen AK, e Amin AS. Risk Factors and Outcomes of Persistent Pulmonary Hypertension of the Newborn in Neonatal Intensive Care Unit of Al- Minya University Hospital in Egypt. J Clin Neonatol. 2013;2(2):78-82.

[68]- Sirageldin MK, Selma MA , Abdelhaleem N. Angústia respiratória

neonatal no Hospital Maternidade de Omdurman, Sudão. J Paediatr. 2014;14(1):65-70.

[69]- Kumar A, Bhat Bv. Respiratory distress in newborn. Indian J Matern child Health. 1996;7:8-10.

[70]- Qian LL, Liu CQ, Guo YX, Jiang YJ. Situação atual dos distúrbios respiratórios agudos neonatais. Chin Med J. 2010;123:2769-75.

[71]- Rubaltelli FF, Dani C, Reali MF, Bertini G, Wiechmann L, Tangucci M, Spagnolo A. Acute neonatal respiratory distress in Italy. Ata Paediatr. 1998;87:1261-8.

APÊNDICES

Apêndice 1: Ficha de estudo

Identificação :

Nome:

DM

Sexo : M / F inato : sim / Não

A mãe:

Idade

Paridade

HISTORIAL MÉDICO

A gravidez:

Espontâneo: sim / nomonofetal: sim / não

$\geq$ 3 ecos: sim / não Diabetes: (0: sem diabetes, 1: GDM, 2: tipo 1, 3: tipo 2)

Se diabetes, Equilibrado: ...... (0: Não equilibrado,1: dieta, 2: insulina)

Toxemia: sim / não Anemia: sim / não Dexa :(0, 1,2,3,4)

Prazo de entrega (H):

Dar à luz :

GA: (1d=0.14)Apresentação: C / S / outro. RPM: sim / não

Líquido :C / T / M/ SF Anomalia singular:(0: nenhuma, 1: HRP 2: PP, 3: outra)

RCF(0 : Não efectuado, 1 : normal, 2 : dip I, 3 : dip II, 3 : reativo, 4 : taquicardiaFetal)

Febre de Mat. ($\geq$ 38,5 /24h antes da ac.): sim / nãoSíndrome infl. Mat

(20/15000): sim / não

Canal:(0: VBNI, 1: VBI, 2: CSF, 3: CSW)

Indicação (se cs)

Anestesia :P / G

Nascimento :

PN g troficidade (0 : Eutrófico, 1 : hiper, 2 : RCIU) Apgar 5' RSDN :(0 : Nenhum, 1 : VPP, 2 : VPP+MCE, 3 : intubação SDN)

DRNN :

Imediato: sim / não

Idade PEC (h)

SS

FR :

Sábado O2

HD: (0: bom, 1: mau)

Neuro:(0 : Bom, 1 : Mau) S.Associés

Tempo Rx % nascimento (h): .

Sinais de Rx (0 : normal, 1 : tesourite, 2 path. Alv, 3 : EGIT)

Atrasos GDS :

PH :

PCO2

Oxigenoterapia :

	Idade (H)	Indicação	Duração (H)
Capuz			
CPAP			
NVI			
VACI			
OHF			

Tensioativo:sim / nãoIdade (surf.) Em H

Complicações :

Ep.G.I.Th :sim / nodelay (EGIT)h:

Modo V :

Tr. Ventilação :   sim / não

HAP: sim / não IACS (ATB x5d): sim / não

Sofrimento de HD (medicamentos VA): sim / não

Evolução :

Duração da estadia (dias)

Resultado(0: alta sem sequelas,1: alta com sequelas, 2: morte) sequelas

Causa da morte

Apêndice 2: Pontuação de Apgar

Cotação	Batimentos cardíacos	Respiração	Cor	Tónus muscular	Reatividade à estimulação
0	Ausente	Ausente	Azul ou pálido	Nenhum	Nenhum
1	< 100/min	Alguns movimentos espontâneos	Cianose das extremidades	Hipotonia	Grimaces
2	>100/min	Normal	Rosa	Tom normal	Cris

Apêndice 3: Pontuação Silvermann

Critérios	0	1	2
Abanar o nariz	Ausente	Moderado	Intenso
Desenho	Ausente	Intercostal	Intercostal e supraesternal
Lamentos expiratórios	Ausente	Com um estetoscópio	Por ouvido
Funil xifoide	Ausente	Moderado	Intenso
Balanço toraco-abdominal	Respiração síncrona	Tórax imóvel	Respiração paradoxal

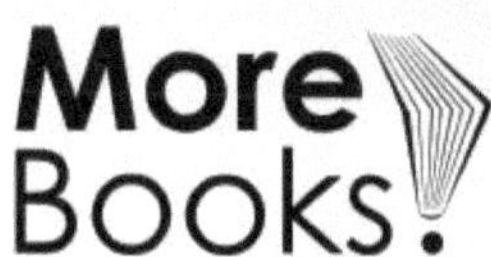

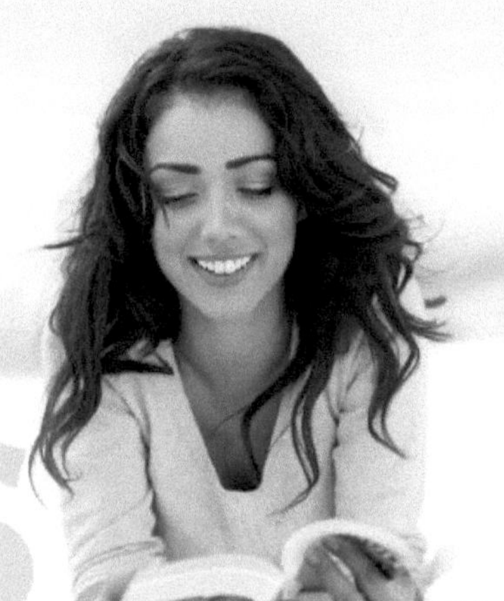

yes **I want** morebooks!

Buy your books fast and straightforward online - at one of world's fastest growing online book stores! Environmentally sound due to Print-on-Demand technologies.

Buy your books online at
www.morebooks.shop

Compre os seus livros mais rápido e diretamente na internet, em uma das livrarias on-line com o maior crescimento no mundo! Produção que protege o meio ambiente através das tecnologias de impressão sob demanda.

Compre os seus livros on-line em
www.morebooks.shop

info@omniscriptum.com
www.omniscriptum.com

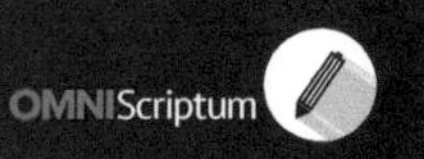

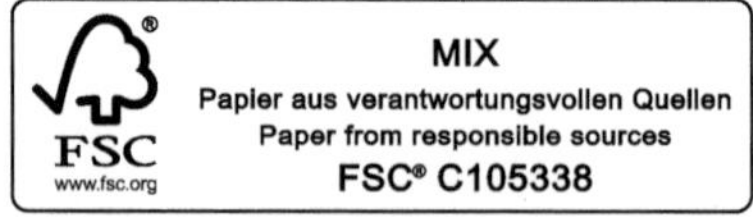

Printed by Books on Demand GmbH, Norderstedt / Germany